LA GRIPE

ESPAÑOLA: LA

PANDEMIA DE 1918

QUE COMENZO EN

EEUU

Se considera uno de los brotes de enfermedades más mortales registrados.

Se estima que alrededor de 500 millones de personas, o un tercio de la población mundial, se infectaron con este virus, y se estimó que el número de muertes en todo el mundo era de al menos 50 millones, de las cuales aproximadamente 700,000 ocurrieron en los Estados Unidos. La pandemia fue tan severa que la esperanza de vida en los Estados Unidos de 1917 a 1918 disminuyó en aproximadamente 12 años, a 36.6 años para los hombres y 42.2 años para las mujeres. Hubo altas muertes entre personas que anteriormente estaban sanas, incluidas aquellas entre las edades de 20 y 40 años, lo cual era raro, ya que la gripe generalmente afecta a muy jóvenes y muy viejos, más que a los adultos jóvenes.

COMO SURGIO LA PANDEMIA

La pandemia de gripe de 1918 ocurrió durante la Primera Guerra Mundial; Los espacios estrechos y ey los movimientos masivos de tropas ayudaron a impulsar la propagación de la enfermedad.

En los Estados Unidos, la actividad inusual de la influenza se detectó por primera vez en campamentos militares y en algunas ciudades durante la primavera de 1918. En los Estados Unidos y en otros países involucrados en la guerra, no se informó sobre la gravedad y la propagación de la influenza. , porque las autoridades estaban interesadas en mantener la moral alta entre la población y no querían proporcionar información, en tiempos de guerra, sobre las enfermedades que afectan a los soldados. Estos brotes que ocurrieron en la primavera ahora se consideran una "primera ola" de la pandemia; Los casos de enfermedad fueron limitados y mucho más leves que los observados durante las siguientes dos oleadas.

LAS SIGUENTES OLEADAS

En septiembre de 1918, la segunda ola de gripe pandémica ocurrió en Camp Devens, un campo de entrenamiento para el ejército de los EE. UU. UU. en las afueras de Boston y en una instalación naval de la ciudad. Esta ola fue devastadora y alcanzó su punto máximo en los Estados Unidos. UU. entre septiembre y noviembre. Más de 100,000 personas murieron en los Estados Unidos. UU. solo en octubre. La tercera y última ola comenzó a principios de 1919, duró toda la primavera y causó aún más casos de enfermedad y muerte. Aunque seria, esta ola no fue tan mortal como la otra. La pandemia de gripe finalmente cayó en el verano de 1919 en los Estados Unidos. Después de abandonar familias y comunidades diezmadas, tuvieron que superar la situación. Los investigadores ahora saben que esta pandemia fue causada por el virus H1N1, que continuó circulando como un virus estacional en todo el mundo durante los próximos 38 años.

En 1918, los científicos aún no habían detectado un virus, por lo que no había pruebas de laboratorio para diagnosticar, detectar o caracterizar los virus de la influenza. Los métodos para prevenir y tratar la influenza tenían limitaciones. No había vacunas para proteger contra la infección por el virus de la influenza, medicamentos antivirales para tratar la enfermedad o antibióticos para tratar infecciones bacterianas secundarias como la neumonía. Los esfuerzos para prevenir la propagación de la enfermedad se limitaron a intervenciones no farmacéuticas, como promover la buena higiene personal, aislar, poner en cuarentena y cerrar lugares públicos como escuelas y teatros. En algunas ciudades, se introdujeron regulaciones que requieren el uso de máscaras faciales en público. En la ciudad de Nueva York, incluso había una regulación que multaba o encarcelaba a las personas que no se cubrían al toser.

De hecho, todo comenzó en la primera semana de marzo de 1918. Los primeros casos se detectaron en un campamento del ejército ubicado en Kansas y el Medio Oeste, la gripe se propagó rápidamente a la costa este, favorecida por el continuo movimiento de tropas. Unas semanas más tarde, habría un aumento repentino de la mortalidad en una gran cantidad de grandes ciudades. A finales de mes, el patógeno, sin un "pasaporte" conocido hasta entonces, estaba listo para embarcarse hacia Europa, y a principios de abril ya Se registraron los primeros casos en los cuarteles de Burdeos y Brest, dos de los principales puertos de desembarco de tropas en Europa.

Sin duda, la gripe fue traída a Francia por la gran masa de hombres que viajaban al país desde los Estados Unidos (debe recordarse que entre marzo y septiembre de 1918, más de un millón de soldados estadounidenses desembarcaron en Europa). Los primeros casos de influenza también comenzaron a surgir entre los soldados franceses e ingleses, y durante todo el mes de abril, la epidemia se extendió a Francia e

Italia mientras llegaba al Atlántico y al Pacífico. .

En mayo, la onda expansiva penetró en España, Portugal, Grecia y Albania y, a partir de junio, ya no era solo en toda la Europa mediterránea, sino también en otras regiones del mundo tan distantes como la península escandinava, el Caribe. , Brasil, China y algunos países del norte de África. Poco a poco, durante el verano, la epidemia de gripe desapareció de todo el mundo, con la excepción de las regiones más al sur, a la que había llegado con cierto retraso. Esta primera ola fue relativamente benigna y no tuvo mayores consecuencias demográficas y sociales. Su mayor interés radica en el hecho de que fue el preludio de la gran epidemia de otoño, que ha sido considerada "la peor plaga de la historia".

A finales de agosto, un nuevo nivel epidémico, caracterizado por su gran fuerza de infecciosidad y mortalidad, ocurrió de manera explosiva y simultánea en muchas partes del planeta, que tenía sus principales fuentes de propagación en Brest (Francia), Boston (EE. UU.).) y Freetown (Sierra Leona). A fines de septiembre, la gripe había invadido toda Europa desde el brote original en Brest, todo el territorio estadounidense desde Boston y el continente africano, y toda Asia desde Freetown.

En octubre, las muertes en millones en todos los continentes, excepto Oceanía, la llegada de esta nueva ola también se retrasaría un poco, y a mediados de noviembre, la pandemia visitó Alaska, causando que la mortalidad en algunas poblaciones esquimales sea superior al 90Afortunadamente, justo antes del comienzo del invierno, se retiró rápidamente de las áreas afectadas, como si quisiera dar un alto al fuego por las próximas vacaciones de Navidad.

Los efectos del segundo nivel de pandemia fueron devastadores, ya que tuvo un grado extraordinario de dificultad, especialmente durante las últimas semanas de octubre, afectando a una gran proporción de la población y causando una tasa de mortalidad del 6-8%, especialmente entre los adultos. jóvenes, la población más activa desde el punto de vista laboral.

La tercera ola ocurrió en febrero-marzo y duró hasta mediados de mayo de 1919. Tenía el mismo "espíritu maligno" que la anterior, con una alta morbilidad y una alta proporción de complicaciones que a menudo causaron la muerte de los afectados. Pero fue un tiempo más corto y tanto la presentación como el declive fueron más lentos; por lo tanto, no fue tan universal y causó un número mucho menor de víctimas, aunque no insignificante, con los jóvenes que ahora también son la parte de la población más afectada por la virulencia de la enfermedad.

En general, atacó las áreas menos afectadas por las dos olas anteriores.

Todavía hubo un cuarto brote epidémico en el invierno de 1920, pero de menor gravedad, prevalencia y número de complicaciones; Además, sus patrones de comportamiento eran algo diferentes y castigados, preferiblemente, los niños más pequeños. La influenza continuó circulando entre la población humana durante los años siguientes, intercambiando brotes epidémicos de mayor o menor importancia en áreas más o menos extensas del mundo.

En total, se estima que la gripe de 1918-1919 afectó a más de la mitad de la población mundial y tuvo una mortalidad de al menos 3%, lo que significa que más de veinte millones de personas murieron en solo un año; Por lo tanto, se ha descrito como "el mayor conflicto epidémico que el mundo ha sufrido en todos los tiempos".

LA GRIPE LLEGO A LA PENINSULA IBERICA

En España, la gripe llegó a agregar la crisis de salud a la grave situación social, económica y política en que vivía el país. Las condiciones de vida eran generalmente difíciles y realmente miserables para una buena parte de la población. La insatisfacción social se extendió cada vez más, y junto con los problemas de territorialidad, afectó un clima de inestabilidad política con cambios constantes en el gobierno. La disminución de las tasas de mortalidad que se había experimentado desde el cambio de siglo, con el consiguiente aumento de la población española (ya había alcanzado los 20 millones de habitantes) y la no intervención en el gran conflicto armado (España mantuvo su posición de neutralidad durante la guerra) la única brecha de cielo que reveló las nubes negras a las que nos acabamos de referir.

La primera evidencia de la epidemia se registró en el centro del país y desde este enfoque se propagó al resto de la península. En junio, toda España, especialmente las zonas mas densas sufrió los efectos de la gripe con más intensidad que la mayoría de los demás países europeos. La gripe se observó principalmente en Madrid después mayo,se habló de más de 100,000 personas atacadas por la "epidemia prevaleciente", una cifra que se duplicó una semana después, aunque, según el periódico ABC, en al principio, la infección desagradable se redujo a "dos o tres días de brazos colgando y el cuerpo vaciado"; Por su parte, las autoridades municipales hablaron de "muchas invasiones" de una enfermedad de muy corta duración que no ofrecía "ninguna seriedad". La vida social, laboral y cultural de la capital se vio gravemente afectada; la gripe incluso llegó al propio rey y a parte del gobierno de Eduardo Dato, muchos cines y teatros cerraron, y Correos y Telégrafos, entre otras instituciones y empresas, llegó a una parálisis casi completa. Una situación similar se repetiría en muchas capitales de provincia.

Al principio, dada la bondad de la epidemia, una gran parte de la población lo tomó como una broma que convenció de que podía manejarse con humor ... y algunas dosis de aspirina;

Mientras tanto, entre los responsables de la salud, había quienes ya hablaban abiertamente sobre la gripe y preferían referirse a "una enfermedad que aún no ha sido diagnosticada". Sin embargo, dada la propagación de la epidemia y el giro de los acontecimientos, el 1 de junio, ABC advirtió que "sin alarma, pero en serio, dejando motivos ridículos, que dicen más sobre la inconsciencia que la riqueza inventiva, el vecindario está preocupado por la amenaza que se avecina". Pero la alarma comenzó a sonar ante muchas dudas, ansiedades e incluso la sensación de pánico

Sin embargo, lo peor estaba por venir. La segunda ola apareció repentinamente en diferentes partes de la geografía española durante la última semana de agosto y la primera semana de septiembre. Las numerosas festividades al final del verano, la celebración de la cosecha en San Miguel, la transferencia continua de personal temporal y nuevos reclutas entrando y saliendo y los soldados con licencia fueron los más importantes. El estallido de una epidemia que tenía un medio ideal de transporte por ferrocarril.

La ola duraría hasta mediados de diciembre, tuvo su apogeo en los últimos días de octubre y los primeros días de noviembre, afectó particularmente al Mediterráneo y al noreste del país, y fue más cruel en las áreas que habían sido ligeramente atacadas por la invasión de la gripe de primavera. En Barcelona, justo durante el mes de octubre, se registraron más de 150,000 casos con casi 10,000 muertes, directa o indirectamente, por influenza. A fines del otoño, la epidemia se había extendido a todos los rincones del país y en algunas regiones había alcanzado una tasa de mortalidad de hasta el 2% de la población. Según el Boletín de Estadísticas Demográficas Sanitarias, en 1918 más de 148,000 personas murieron en España debido a la gripe, por lo que se puede suponer que las víctimas fueron muchas más, algunos autores han declarado una cifra de aproximadamente 250,000 muertes.

Si volvemos a la prensa nuevamente, podemos confirmar

que a medida que aumenta la escala y la gravedad de la epidemia, aumentan tanto la incomodidad del público por la mala respuesta del gobierno como la crítica general de las autoridades públicas.

Del mismo modo, el escepticismo hacia la opinión pública con respecto a los postulados de la medicina científica aumentó y cuando se verificó la gravedad de la epidemia y su "naturaleza similar a la gripe", los medios buscaron elaborar un discurso explicativo pagano (MI Porras).

La tercera ola, que duró de febrero a mayo, fue "como las brasas que quedaron después de un gran incendio, ya que lentamente afectó a los reductos pequeños donde todavía había personas que carecían de defensas inmunológicas" (B. Echeverri). Según los expertos, la enfermedad mostró las mismas propiedades de virulencia, pero la mortalidad fue diez veces menor.

COMPARACION CON EL CORONAVIRUS

Aunque es otro virus, no pertenece a la familia del virus de la gripela enfermedad que causa, Covid-19 tiene similitudes inquietantes con la gripe española. colega en un correo electrónico: Esto no es común. Esto será diferente de lo que cualquier persona viva haya experimentado alguna vez. La comparación más cercana es la gripe de 1918 ".

Mejor conocida como "gripe española", ya que es el país donde se reportó el primer brote importante (en Madrid, mayo de 1918), cuya pandemia mató a aproximadamente 50 millones de personas en todo el mundo. el virus se propagó como el fuego a través de ciudades y comunidades, grandes o pequeñas.

A diferencia del coronavirus que afecta principalmente a las personas de mayor edad y parece no tener consecuencias fatales para los niños, la gripe española se empecinó con los adultos jóvenes, entre los 20 y los 40 años, haciendo que la

esperanza de vida en EE.UU.
cayera a los 39 años.desde los 51

En ese momento, los científicos
no sabían lo que estaban
haciendo. En 1918, el virus no se
había detectado y no fue hasta
1933 que la comunidad científica
pudo verificar que la influenza
se identificó como tipo A (H1N1).

A diferencia del nuevo
coronavirus que produce la
enfermedad conocida como
COVID-19, y afecta
principalmente a las personas
mayores y no parece tener
consecuencias fatales para los
niños, la gripe española comenzó

con adultos jóvenes, entre las edades de 20 y 20. La edad de 40 años, lo que hace que la esperanza de vida en los EE. UU. Caiga a los 39.

Los recursos para el tratamiento de la enfermedad en ese momento también eran muy limitados en comparación con el presente: no había vacunas, antivirales o antibióticos para tratar infecciones bacterianas secundarias relacionadas con la influenza, como la neumonía.

Los hospitales no tenían suficiente equipo médico: no había unidades de cuidados intensivos, protección respiratoria, y la importancia de aislar a los enfermos no entendía, escribe Brown.

Pero las medidas "no farmacéuticas" como las que ahora se toman para tratar el coronavirus (lavarse las manos, usar máscaras faciales y cerrar lugares públicos) eran populares en ese momento.

La tasa de mortalidad por coronavirus aún es incierta, ya que no hay suficientes datos y varía de un país a otro. La Organización Mundial de la Salud (OMS) lo ubicó en 3.4 esta semana. Sin embargo, en Corea del Norte, donde más de 100,000 individuos han sido examinados para detectar coronavirus, la tasa de mortalidad es del 0.7%.